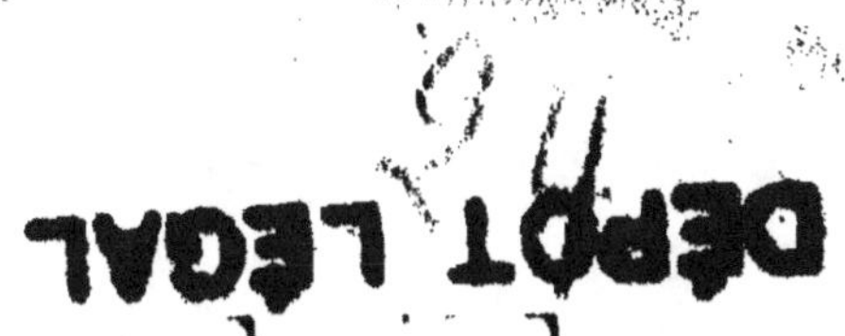

E

SOUS

LE COUVERT DE LA CONSTANTE

ET DE LA

LOMBOTOMIE EXPLORATRICE

PAR

M. le Professeur J. ESCAT

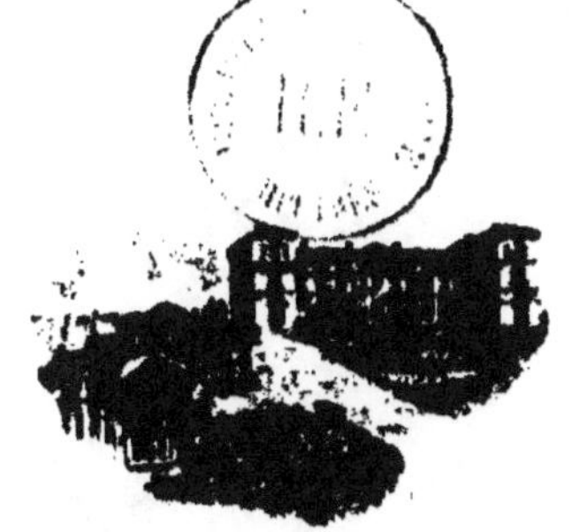

MARSEILLE

TYPOGRAPHIE ET LITHOGRAPHIE BARLATIER

17-19, Rue Venture, 17-19

1924

NÉPHRECTOMIE

SOUS

LE COUVERT DE LA CONSTANTE

ET DE LA

LOMBOTOMIE EXPLORATRICE

PAR

M. le Professeur J. ESCAT

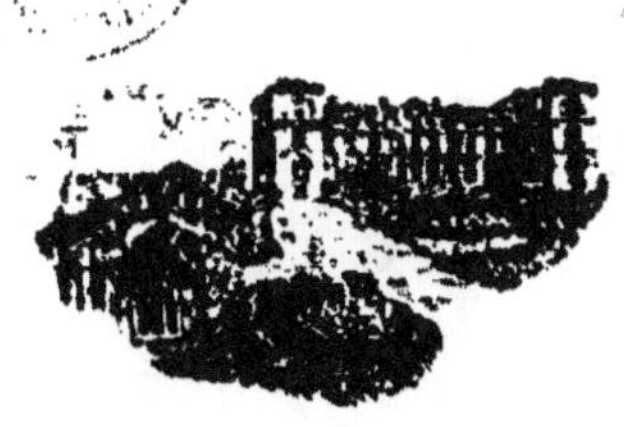

MARSEILLE

TYPOGRAPHIE ET LITHOGRAPHIE BARLATIER

17-19, Rue Venture, 17-19

1924

NÉPHRECTOMIE

SOUS LE COUVERT DE LA CONSTANTE ET DE LA LOMBOTOMIE EXPLORATRICE

PAR

M. le Professeur J. ESCAT

Il y a quelques jours (1), vous avez vu succomber au n°   de la Salle Albrand, après des accidents purement urémiques, sans que l'anesthésie, le choc opératoire ni aucune complication septique puissent être mis en cause, une jeune fille de 14 ans néphrectomisée 9 jours avant. Le rein droit avait été enlevé, sans les garanties du cathétérisme des uretères jugé impraticable. L'intervention eut pour indications urgentes des crises douloureuses de rétention rénale aiguë survenue au cours d'une uropyonéphrose tuberculeuse. Le rein gauche quoique ayant toujours été indolent et silencieux, était cependant volumineux au palper et suspect au moins de dilatation congénitale.

Parti pour une lombotomie exploratrice et une néphrectomie de nécessité, j'ai été amené par un imprévu opératoire que je préciserai tout à l'heure, à enlever un rein que la lombotomie et l'incision exploratrice montraient sans valeur notable. Enfin, j'opérais sous le couvert rassurant d'une azotémie de 0,27 et d'une constante de 0,10. Ces chiffres me laissaient l'espoir d'un rein bon ou suffisant de l'autre côté et d'une survie sérieuse même en cas de lésion bilatérale. Or, l'interprétation de ces données fut inexacte, l'anurie complète suivit mon intervention. Je pratiquai d'urgence la découverte du rein restant, il apparut totalement caséeux, type du rein mastic, incisé il donna cependant un léger écoulement d'urine dans les heures qui suivirent l'évacuation de la masse caséeuse. La malade succomba le 9° jour.

Ce résultat fatal d'une néphrectomie est rare aujourd'hui, avec nos moyens multiples d'exploration. Je vous dois donc des explications sur cette observation intéressante à bien des titres.

(1) Leçon clinique faite à l'Hôtel-Dieu le 21 juin 1923.

Je tiens d'autant plus à vous les donner que les moyens d'exploration rénale sont actuellement en haut lieu (1) l'objet de vives discussions quelque peu troublantes pour ceux qu'une longue pratique urologique ne guide pas en face d'opinions opposées très éloquemment défendues.

Nous allons reprendre en détail l'observation de notre malade et quelques autres faits cliniques analogues. Ils suffiront je l'espère à mettre en évidence la relativité des données de *la constante d'Ambard*. Sans enlever à ce moyen d'exploration la valeur limitée mais indiscutable qu'il possède, je vous parlerai également de *la lombotomie exploratrice bilatérale* et du *cathétérisme de l'urétère*. L'étude de la valeur comparée de ces divers moyens au point de vue de la néphrectomie sera le but de cette leçon.

Observation 1 *(résumée)*

Il s'agit d'une chétive fillette de 14 ans, venue à nous pour incontinence d'urine totale liée à une fistule vésico-vaginale et pour des crises rénales droites douloureuses : coxalgique à 6 ans et abcès froid ostéopathique sacré ouvert brusquement dans le vagin et la vessie. Depuis quelques mois, crises de rétention rénale aiguë en progression de fréquence et d'intensité. Les urines sont troubles purulentes albumineuses, 0,50 par litre.

Le rein gauche est gros distendu, il a toujours été indolent. Le rein droit est également volumineux, à un degré moindre sauf pendant la crise de rétention constatée par nous. La vessie est sans capacité, réduite à un cul de sac, toute injection ressort par le vagin ; au fond de ce dernier, au-dessus du col utérin, fistule au milieu d'une cicatrice. Un essai de cautérisation au galvano, resserre l'orifice fistule et pendant quelques jours on recueille l'urine avec une sonde introduite dans le cul de sac vésical.

Nous avons conclu à une tuberculose rénale développée peut-être sur des reins dilatés congénitalement, les lésions paraissent bilatérales, mais peut-être le gauche est-il simplement hydronephrotique. La radio ne montre rien. En revanche, l'azotémie sera de 0,27 et la constante de 0,10. Sans même attendre ces derniers résultats, nous sommes amenés par la violence de la crise rénale droite à intervenir et à faire une nephrotomie de nécessité. Le rein droit découvert très distendu avec énorme bassinet et uretère coudé adhérent est farci de follicules caséeux. Je l'incise pour explorer, la valve interne rénale se fend au moment de placer le drain et met à jour de telles lésions que je me crois en droit d'enlever cette loque rénale sans valeur appréciable. Une néphrotomie en pareils tissus me paraît source immédiate d'infection, d'hémorragie rebelle au drainage. L'état du rein enlevé, le chiffre de l'azotémie et de la constante, nous laissent l'espoir au moins d'une survie notable.

(1) Je ne puis que renvoyer aux classiques travaux d'Ambard et de ses élèves sur les lois de l'élimination de l'urée, et aux applications cliniques qui en ont été faites par Chevassu et le professeur Legueu. Les travaux de ce dernier et de ses élèves, les discussions de la Société Française d'Urologie, l'article tout récent consacré par Marion dans la *Presse Médicale* à l'étude de la néphrectomie sur les données de la constante, ne semblent pas avoir donné les conclusions définitives.

L'opération faite, la malade n'a plus uriné, le pouls est resté bon ; les vomissements et la diarrhée paraissent le 3ᵉ jour. Au 4ᵉ jour de l'anurie complète, après quelques bouffées de chloréthyle, je découvre l'autre rein. C'est une vaste poche caséeuse que j'incise, je la vide, le rein marsupialisé mouille le pansement dans la soirée et le lendemain donne un flot de 60 grammes d'urine, les vomissements cessent, la vie se prolonge jusqu'au 9ᵉ jour, la mort survient dans le coma.

Vous avez devant vous les deux reins, quel est le chirurgien, l'anatomo-pathologiste, qui oserait dire que la vie est compatible avec l'un ou même avec les deux, et qu'un pareil état anatomique peut donner pour traduction fonctionnelle 0,27 d'azotémie et 0,10 de constante. Considéré isolement, l'un quelconque de ces deux organes, au cours d'une lombotomie, semblait pouvoir être légitimement enlevé sans qu'on se crût obligé d'aller vérifier l'état de l'autre.

Jamais n'apparaîtra plus flagrant le défaut de parallélisme entre la valeur fonctionnelle des reins traduite par la constante et l'état anatomique de ces orgnes.

Et, malheureusement, ce cas n'est pas le seul que j'ai à vous rapporter. Il évoque une autre observation plus ancienne de tuberculose rénale où dans des conditions analogues j'avais cru devoir pratiquer une néphrectomie sur les données de la constante et d'une lombotomie unilatérale. La malade mourut également d'anurie, le rein enlevé était bien un très mauvais rein, mais l'autre était totalement caséeux, inexistant au point de vue anatomique. Voici l'histoire de cette seconde malade consignée dans les registres du service.

Observation 2 *(résumée)*

En mars 1922, M. B. de Grans, entre Salle Albrand pour des hématuries répétées et tous les signes de tuberculose urinaire. Cystite rebelle, amaigrissement, état précaire. Cependant l'azotémie est de 0,36 et la constante de 0,09. Le cathétérisme des uretères est impraticable en raison d'un rétrécissement de l'urétère inférieur à gauche et d'une imperméabilité du méat urétéral droit contre lequel toute sonde dérape. (L'état des deux reins a confirmé et expliqué les causes de l'échec du cathétérisme). Cette fois encore, les crises douloureuses de rétention survenues dans le rein gauche, et les supplications de la malade me conduisent à une lombotomie exploratrice, le rein découvert déformé bosselé uronephrotique, le bassinet en œuf de poule surdistendu réunissent les lésions de la bacillose et de la néphrite chronique. D'après les données de cette constatation, sans recourir à la découverte de l'autre rein non perceptible et toujours silencieux, j'enlève le rein gauche, me fiant à l'azotémie de 0,36 et à la constante de 0,09. Le rein enlevé surdistendu par le rétrécissement de l'urétère pelvien était à la veille de l'arrêt fonctionnel brusque. A la coupe il présentait encore des ilots granuleux capable de sécréter. Malheureusement, l'autre rein était encore plus altéré, je le découvris au 4ᵉ jour de l'anurie, il formait un moignon caséeux et la malade succomba 48 heures après.

Si cette première erreur commise un an avant sous le couvert de la constante et de la lombotomie unilatérale ne m'a pas évité l'erreur similaire commise chez ma petite malade, c'est que j'avais dans ce second cas trouvé le premier rein découvert, encore plus altéré et c'est surtout la déchirure de cette masse rendue friable par l'infiltration caséeuse qui m'obligea non sans appréhension à sacrifier le rein sans vérifier l'autre.

Ainsi nous sommes en face d'un fait brutal. Chez deux malades présentant l'une 0,32 d'azotémie et 0,09 de constante, l'autre 0,29 d'azotémie et une constante de 0,10, c'est-à-dire des signes théoriques d'une fonction uréo-sécrétoire globale suffisante et une possibilité de lésion strictement unilatérale. Il existait en réalité des lésions bilatérales très étendues capables d'amener l'anurie brusque et à bref délai la mort même subite.

L'interprétation globale de la constante nous a ici donné une espérance trompeuse sur la valeur anatomique des reins.

D'autre part, chacun des reins exploré isolément au cours de la lombotomie exploratrice pouvait être considéré en raison de ses lésions ultimes comme seul responsable de la déficience globale indiquée par la constante et de ce fait légitimement enlevé, sans qu'on se crut en devoir de vérifier l'autre rein par une seconde lombotomie.

Or, l'anurie mortelle immédiate a été le résultat de cette ablation. De pareilles erreurs d'interprétation sont heureusement rares, exceptionnelles, grâce à l'association des moyens d'exploration dont nous disposons et même avec les seules données de la constante et de la lombotomie, mais l'occasion de les commettre reste fréquente étant donné que les tuberculoses rénales continuent à nous arriver trop souvent avec des lésions bilatérales et des vessies intolérantes rebelles à l'endoscopie et au cathétérisme des uretères.

Il importe donc que vous soyez fixés sur les limites de la garantie fournie par la constante et la lombotomie exploratrice, lorsque vous aurez à établir les indications et les contre-indications de la néphrectomie. Quelle est la valeur de la constante à ce point de vue ? et comment expliquer les discordances relevées chez nos deux malades entre les données de la constante et l'état anatomique des reins ?

Une notion reste acquise : les lois admirables de l'élimination de l'urée découvertes par Ambard, traduisent sans réserves le fonctionnement et la valeur organique réelle du rein sain dans un organisme sain.

Il y a parallélisme entre la valeur fonctionnelle exprimée et l'état anatomique de l'organe normal.

Mais les lois de la physiologie pathologique ne sont pas établies avec la même rigueur, trop de facteurs complexes les conditionnent, le jeu et l'action réciproque de ces facteurs nous échappent le plus souvent. On ne saurait les traduire en formule.

Que nous dit la constante dans les maladies des reins ? Elle nous fournit l'exacte notion qu'un rein ou ce qui en reste est capable au moment strict où on l'explore de concentrer l'urée à un chiffre précis qui peut être suffisant pour entretenir la vie et l'équilibre des fonctions. Mais là s'arrête sa signification et on ne saurait trop répéter que ce rendement fonctionnel suffisant apparent traduit par la constante peut exister avec les lésions rénales anatomiques les plus graves en degré et en étendue.

Elle nous laisse donc ignorant de la stabilité de ce rendement et du potentiel organique rénal. Le rendement peut se maintenir longtemps, comme il peut cesser brusquement, la constante ne nous permet aucun pronostic ferme sur ce point, elle n'a qu'une signification fortuite momentanée, comme toute traduction fonctionnelle qui n'est pas soumise à l'épreuve du rendement maxima. Pour le rein, la recherche de la concentration maxima aurait une toute autre valeur ; malheureusement, cette recherche sort du cadre des moyens d'exploration pratiques. On jugera de la relativité des données de la constante sur l'état anatomique des reins en songeant qu'une même constante au-dessous de *0,12*, *0,11*, *0,10*, chiffres habituels avec lesquels nous opérons généralement en sécurité, peut exister dans des conditions très différentes, soit avec deux reins arrivés au dernier degré des lésions anatomiques de la tuberculose caséeuse, de la néphrite chronique et des déformations mécaniques de la rétention (fig. 1 et 2), soit avec deux reins également atteints des mêmes lésions, mais à un degré moindre permettant à chacun d'eux d'assurer isolément la fonction uréosécrétoire nécessaire à la vie normale apparente, soit enfin avec deux reins dont l'un est totalement mauvais et l'autre franchement bon quoique gêné parfois momentanément dans son fonctionnement.

Il résulte de ces trois éventualités si différentes, opposées même, et dont la dernière est heureusement la plus fréquente que, derrière la façade fonctionnelle d'une même constante favorable, se cache tantôt la loque rénale au seuil de l'anurie mortelle, tantôt le bon rein suffisant pour entretenir la vie normale et permettre l'ablation de l'autre rein.

De pareils faits seraient déconcertants si on oubliait cette banale constatation du désaccord qui existe si souvent entre le rendement fonctionnel apparent et l'état anatomique de tout organe. L'enchaînement des relations et des suppléances viscérales apporte des variations complexes et opposées dans le jeu et le degré des résistances organiques. En outre, ces résistances individuelles, fonction d'hérédité ou d'adaptation défensive acquise, se traduisent souvent par le rendement fonctionnel imprévu d'un organe profondément altéré.

Ainsi voyons-nous tous les jours des organismes, usés à bout de potentiel mais entraînés accommodés de longue date, fournir encore quelques instants avant la mort foudroyante un rendement fonctionnel égal ou même supérieur à celui d'un organisme intact mais non entraîné à utiliser toutes ses disponibilités. Cœur, foie, rein, bulbe sont ainsi susceptibles après avoir longtemps tenu de fléchir et de mourir subitement à l'acmé d'une valeur fonctionnelle en apparence normale ; la fin est venue lorsque l'urine ou l'imprégnation toxique ont définitivement annihilé le potentiel précaire des tissus. A l'autopsie, on reste surpris de voir que tel rein, tel cœur a pu faire face à ces sursauts de vie, à cette continuité d'efforts efficaces qui a donné jusqu'au dernier instant l'illusion de la santé. C'est ainsi que le rein d'un octogénaire pourra donner une azotémie et une constante normale alors que par définition le rein est usé et à la fin de ses réserves.

Pour traduire ce défaut de résistance lié à l'état anatomique et que la notion purement fonctionnelle fournie par la constante ne peut-nous révéler, les plus ardents défenseurs de ce mode d'exploration conviennent qu'il faut compter avec la « fragilité rénale », elle expliquerait les suites fâcheuses inattendues chez les néphrectomisés dont la constante était bonne, il y aurait ainsi des reins fragiles pour l'anesthésie, ou pour la néphrite aiguë.

Ce terme de « fragilité rénale » est bien vague, il semble une équivoque qui fuit la responsabilité. En réalité, c'est la lésion anatomique seule qu'il faut invoquer, un rein anatomiquement sain pourrait être un organe fragile pour des raisons de réceptivité générale à telle ou telle toxhémie ou infection.

Inutile d'invoquer ces explications générales pas plus que la néphrite aiguë sans doute toujours possible, pour expliquer les déceptions pronostiques dues à la constante. Elles s'expliquent surtout par le défaut de parallélisme entre les données de la constante et la valeur anatomique du rein.

La constante nous laisse dans l'ignorance complète de ces réalités organiques, et quoi qu'on en ait dit dans l'impossibilité d'établir un pronostic sûr de résistance à l'opération et à ses suites. On ne saurait davantage lui demander de nous fixer sur l'inconnu redoutable attaché à l'intensité des autres résistances et des potentiels organiques nerveux cardiaque, hépatique, globulaire, endocrinien.

Qui dira pourquoi une même charge urique de 1 à 2 grammes d'azotémie entraîne brusquement la mort d'un malade et permet à un autre le calme trompeur de plusieurs mois de survie. On a invoqué l'inégale susceptibilité des sujets et la variété des poisons uriques ou non uriques ? Le problème reste complexe.

D'autres apparences trompeuses peuvent encore être reprochées à la constante. Il n'est pas rare de voir, derrière une constante rassurante de 0,10, un rein profondément altéré qui montre dans sa misère anatomique une résistance extraordinaire.

Un pareil rein presque anatomiquement détruit est capable de résister à l'ablation de l'autre rein et aux suites opératoires de cette ablation, et il est encore susceptible de maintenir son rendement fonctionnel durant un temps prolongé, tout en restant au seuil de l'arrêt brusque mortel qui du jour au lendemain élèvera l'azotémie rassurante de 0,30 à 2 et 3 grammes.

Comme exemple typique de cette résistance paradoxale d'un rein sans valeur, je vous rappellerai encore une opérée du service, opérée encore sous le couvert de la constante, le cathétérisme des urètres étant impraticable en raison de la présence des calculs dans les deux conduits.

Observation 3

Mme Sch., âgée de 36 ans, est entrée le 11 octobre 1923, salle Albrand 9, atteinte de lithiase urétérale bilatérale infectée. Déjà je vous ai fait à un autre point de vue une leçon sur son cas. Cette femme a eu 6 grossesses normales et un avortement, elle a subi une hystérectomie abdominale totale sans qu'on se soit occupé de ses reins. Elle a eu cependant trois crises néphrétiques, une il y a 16 ans, en cours de grossesse, une seconde il y a 6 ans. L'autre quelques jours avant son entrée à l'hôpital. La radio montre un calcul dans l'urètère supérieur droit et un second calcul dans l'urètère pelvien gauche.

Au palper, les deux reins sont très gros. Les urines sont purulentes, fétides.

L'azotémie est de 0,37, la constante de 0,10. Pour des motifs d'urgence : rétention rénale subaiguë avec douleur, fièvre, mauvais état général, j'ai néphrectomisé le rein droit et enlevé le calcul urétéral supérieur.

Deux mois après j'ai fait une urétérotomie pelvienne pour calcul de l'urètère gauche. Enfin, un mois plus tard, j'ai enlevé le premier rein incisé d'urgence. Les deux dernières opérations ont été faites sous rachianesthésie, la première avec l'éther.

A droite comme à gauche, les urètères étaient énormes, du volume du grêle et les reins me parurent atteints de dilatation congénitale totale.

La malade a bien supporté toutes ces opérations, elle a quitté le service en bon état apparent de santé, pleine d'illusions avec une azotémie de 0,36 et une constante de 0,12. Malgré ces chiffres et en raison de l'état anatomique constaté du rein droit, j'ai porté un pronostic très grave. Or, trois mois après, elle était transportée de nouveau dans le service en pleine anurie depuis 48 heures et elle succombait le lendemain. Le cathétérisme de l'uretère devenu possible depuis l'ablation du calcul pelvien ne put rétablir la sécrétion.

Nul fait ne témoigne davantage de l'impossibilité de fonder un pronostic sur le chiffre de la constante favorable.

Mais un reproche inverse a été fait à la constante, c'est d'apparaître souvent mauvaise, incompatible avec la néphrectomie, alors que l'un des reins est suffisant et même bon. J'ai opéré fréquemment avec succès, malgré une constante supérieure à 0,12. Hier encore j'ai enlevé un rein calculeux infecté avec une constante de 0,13, mais le cathétérisme urétéral montrait un rein sain du côté opposé. Le soir même, la malade urinait très bien. Je ne compte plus les cas de mauvaise constante de 0,14, 0,15, 0,16 ramenés au-dessous de 0,12 par le drainage du bassinet infecté ou la néphrectomie et mis en état d'être néphrectomisés ensuite avec succès.

Après les périodes aiguës fébriles, ces améliorations spontanées d'une azotémie et d'une constante élevées sont banales. Dans les cas subaigus ou même refroidis et où la rétention rénale d'un rein malade gêne directement ou indirectement le fonctionnement de l'autre rein sain, on obtient des améliorations similaires par le drainage du bassinet. J'ai ramené ainsi par la sonde maintenue deux mois à demeure dans un cas d'uropyonephrose, l'azotémie de 0,71 à 0,49 et la constante de 0,23 à 0,13. Le cathétérisme de l'autre rein montrait des urines limpides. La néphrectomie a guéri cette femme déclarée jusque là inopérable.

Pendant la guerre, j'ai néphrectomisé avec succès pour pyonephrose caséeuse massive un homme de 20 ans, malgré une azotémie de 0,57 et une constante de 0,19, l'autre rein avait subi dans un hôpital maritime une néphrotomie inutile faite sur les données inexactes d'une séparation intravésicale. Au Luys, ce rein incisé par erreur était polyurique à 4 litres en 24 heures et mis encore en état d'infériorité par une rétention vésicale incomplète due à la tuberculisation prostatique. Le drainage vésical ne put ramener l'azotémie et la constante qu'à 0,53 et 0,18. J'enlevai le rein, l'acte opératoire très facile eut les suites immédiates les plus normales. Le sujet cicatrisé quitta l'hôpital. Il mourut de méningite un an après.

Ces constatations ne seraient déconcertantes que si vous oubliez la complexité de la physiologie pathologique et la relativité de tous les phénomènes fonctionnels que nous interrogeons dans les conditions étroites de la clinique journalière.

Sachant qu'avec des reins malades il n'y a pas parallélisme entre la valeur fonctionnelle momentanée traduite par la constante et l'état anatomique des reins facteur de leur potentiel organique, nous contrôlerons systématiquement la constante par l'examen séparé des urines, au moyen du cathétérisme urétéral, mais la constante interprétée dans les limites fixées par l'éminent physiologiste à qui nous devons ce précieux moyen d'exploration, garde une valeur indiscutable. Elle reste un moyen de contrôle des autres moyens et dans certains cas elle supplée à leur insuffisance ou à leurs inconvénients.

Il est certain que lorsqu'il existe un bon rein indemne, dans l'immense majorité des cas elle nous le dira, de façon globale, il est vrai, mais elle nous le dira.

Comme sa recherche n'est ni dangereuse ni douloureuse, elle doit être systématiquement pratiquée avant toute autre exploration et c'est l'usage établi dans notre service.

LOMBOTOMIE EXPLORATRICE UNI OU BILATERALE

Le plus grand défaut de la constante globale est de ne pouvoir indiquer le côté malade et la valeur respective de chaque rein. La lombotomie exploratrice uni ou bilatérale peut-elle suppléer à cette lacune ? J'ai eu recours 8 fois à ce moyen, le cathétérisme urétéral étant impraticable ; 4 fois sur 8, je suis tombé sur le rein sain ; après un examen facile et rapide du rein et du bassinet, j'ai retourné le malade et enlevé le rein caséeux. Ces 4 malades ont bien guéri sans le moindre incident.

Une fois, pour hématuries répétées, inoculation positive, mauvais état général, cathétérisme urétéral douteux, j'ai découvert les deux reins, sans pouvoir prendre la décision de la néphrectomie, mais quelques jours après, une très grave hématurie rénale constatée à l'endoscopie désignait le rein malade et je l'enlevais d'urgence, le sujet malgré son état précaire et ces trois interventions guérit très bien.

Dans trois cas, une lombotomie unilatérale mit au jour un rein mastic, la constante étant de 0,10, j'enlevai ce rein, les malades guérirent.

Les deux autres cas sont ceux des deux malades qui ont fait le sujet de cette leçon. J'ai fait une lombotomie unilatérale et me fiant à la constante j'ai enlevé le premier rein découvert très altéré, sans vérifier l'état de l'autre. Mes opérées sont mortes d'anurie, l'autre rein étant caséeux mastic. Je conclus que de l'état anatomique appréciable d'un rein découvert ainsi, on ne peut que présumer l'état de l'autre rein et on reste exposé à enlever le rein le moins mauvais. Instruit par ces erreurs, à l'avenir je suis décidé à pratiquer systématiquement la lombotomie bilatérale lorsque la séparation des urines n'aura pu me fixer.

Une question se pose maintenant. Par quel rein faut-il commencer ? Contrairement à certains chirurgiens, je suis d'avis qu'il faut découvrir d'abord le rein silencieux, soupçonné sain ; s'il est sain, l'exploration est simple, facile, vite concluante, bien souvent sans extérioriser l'organe. De suite on a les mains libres pour aller sur l'autre rein et l'enlever.

Si le premier rein est reconnu malade, dès qu'une lésion tuberculeuse nette apparaît, on suspend la libération de l'organe, on bourre la plaie de gaze et on va au second rein. S'il est malade on referme les deux côtés, ou on fait en cas d'indication urgente une néphrostomie de pis aller ; s'il est sain, on referme la plaie et on revient au premier rein reconnu malade pour l'enlever.

Rapide et bien ordonnée, la double lombotomie préalable n'aggrave pas la néphrectomie, la découverte du rein sain est facile, simple. C'est sans doute une exploration de pis aller pouvant laisser un doute sur l'intégrité absolue d'un rein. Mais quoi qu'on en ait dit, c'est une très précieuse ressource, héroïque, mais fidèle pour ceux qui ont l'habitude de la chirurgie rénale (1).

Mais la lombotomie unilatérale sous couvert de la constante est à rejeter. Elle laissera toujours un doute.

CATHETERISME DES URETERES
Ses avantages, ses erreurs, ses inconvénients

Vous savez quelle place prédominante la séparation des urines par le cathetérisme des urétères, tient dans la pratique journalière du service. Je suis bien à l'aise pour juger avec impartialité sa valeur, ses erreurs, ses inconvénients.

(1) Au moment où je corrige ces épreuves je puis ajouter un 3ᵉ cas de lombotomie double avec succès.

Avant tout il faut rappeler que la pratique du cathetérisme urétéral et l'interprétation de ses résultats n'est pas simple entre toutes les mains. Éducation et expériences sont indispensables ici.

Vous constatez tous les jours que les échecs sont rares, ils existent cependant, il faut compter avec eux. Pour y remédier, Marion préconise vivement *le cathetérisme à vessie ouverte* abandonné par Legueu. J'avoue être peu enthousiasmé pour ce moyen que j'ai pratiqué parfois en intervenant pour tumeur, cystite rebelle, etc... Certaines vessies tuberculeuses infiltrées, réduites, friables s'accommoderont mal de la dimension et de l'action relativement offensive des valves de l'écarteur utilisé par Marion. Certains rétrécissements ou coudes de l'urétère inférieur ou supérieur pourront gêner la mise en place de la sonde urétérale, l'anesthésie générale ou régionale nécessaire est capable de troubler la sécrétion uréique. On risque de faire ainsi une cystostomie et une anesthésie inutiles et parfois dangereuses et de laisser une fistule prolongée ou permanente qui ne sera pas toujours un bénéfice comme on l'a dit. C'est un pis aller encore, l'indication ne pourra en être qu'exceptionnelle malgré les succès indiscutables publiés par Marion. Vous m'avez vu hier pratiquer pour rétention vésicale un cystostomie d'urgence chez un rétréci infecté qui avait en même temps une énorme pyonéphrose. J'ai utilisé séance tenante la petite ouverture de la cystostomie, pour faire le cathetérisme des urétères au moyen du cystoscope urétéral ordinaire, il m'a suffi de serrer l'orifice autour du cystoscope avec une pince pour faire une séparation concluante. Je ne saurais trop vous recommander la pratique de ces endoscopies par voie haute, couramment utilisées dans notre service et sur lesquelles mon chef de clinique, M. Dor, prépare un travail.

Je ne vous signale que *pour la déconseiller la fistulisation même temporaire du rein ou de l'urétère*, elle est insuffisante et présente des risques de danger et d'erreur.

Après cet aveu du cathetérisme difficile et impraticable dans certaines conditions, on peut dire que dans l'immense majorité des cas, on réussit, si on est patient, bien outillé en optique, en sondes urétérales de forme et de calibre varié et si on veut bien recourir quelquefois à l'anesthésie rachidienne. 3 à 4 centigr. de syncaïne, 1 à 2 centigr. de cocaïne, m'ont permis de réussir avec des capacités de 50, 40, 30 grammes et même à vessie vide. Je sais que ces petits détails n'intéressent pas tous les chirurgiens et la « rachi » gardera ses irréconciliables par principe. Je pense que la pratique du service vous éclairera mieux que toute discussion sur ce point spécial controversé. Ces avantages du cathetérisme urétéral ne nous font pas méconnaître les erreurs et les inconvénients possibles. Il m'est arrivé il y a 20 ans de mettre la sonde dans un pyo salpinx tuberculeux ouvert dans la vessie, et de faire une lombotomie blanche, le rein découvert étant sain. Une autre fois ma sonde a ramené de l'urine normale sans albumine d'un rein dont le tiers inférieur était cependant caséeux mais exclu du côté du bassinet et perforé dans la loge rénale. Le volume du rein suffit d'ailleurs pour indiquer au palper le côté malade et permettre d'enlever le rein. Le cathétérisme d'autre part avait montré un rein adelphe sain.

Les anomalies congénitales de l'uretère exposent assez fréquemment à des erreurs. Cette année, j'ai opéré 8 cas de pyélonéphrite développés dans des reins à urétère double et dans un cas, un des urétères aboutissait à un demi rein sain. Mais le cathétérisme dans tous les cas avait rempli son rôle, désigné le côté malade et fixé la valeur du bon rein bien que les méats urétéraux supplémentaires eussent été méconnus. Ces erreurs sont possibles mais rares, il suffit d'en connaître l'éventualité pour les éviter ou pour en redresser les conséquences.

Le cathétérisme des urétères n'est pas sans risques, la traversée d'une vessie ou d'un urètre infecté ne permet pas d'assurer aux manœuvres une asepsie parfaite.

A côté de simples réactions douloureuses de crises nephrétiques éphémères, j'ai vu de graves infections de rein calculeux ou hydronephrotiques, imposer l'intervention d'urgence. Nephrotomie, pyelotomie parfois simplement le drainage du bassinet par la sonde à demeure.

Ces incidents seront rares, si on use de sondes peu volumineuses, non serrées et si les manœuvres aseptiques sont en même temps douces et prudentes. En cas de tuberculose, il faut se résigner à traverser la vessie tuberculisée pour mettre une sonde dans le rein sain ; c'est le seul moyen de reconnaître et de traiter une affection incurable par le traitement médical.

C'est un risque qu'une prudente technique rendra léger.

Il reste entendu que le cathétérisme des urétères a des indications et des contre-indications, on évitera les cathétérismes inutiles et dangereux, mais on ne craindra pas les autres. Quelle place devons-nous encore laisser à l'élimination provoquée du bleu et de la P. S. P. Ce serait légèreté de les négliger et de les proscrire quand on songe aux services rendus par ces méthodes. Sans doute comme la constante, ils ne nous donnent qu'une notion fonctionnelle globale momentanée, ils laissent le doute sur l'état anatomique du rein. Bien des causes peuvent en vicier le mécanisme et la signification. Ils ne sauraient remplacer les données de l'azotémie et de la constante toujours nécessaires à connaître. Parfois ils réclament un délai assez long pour donner toute leur signification. Ils peuvent surtout, associés au cathétérisme urétéral, compléter et contrôler les autres moyens. Ils restent à côté de ces derniers une ressource précieuse si la technique de leur emploi est rigoureuse.

L'examen et la discussion des faits précédents nous amènent aux conclusions suivantes. Nulle méthode d'exploration rénale surtout globale n'est exempte d'erreurs graves. Toutes s'appuient plus ou moins sur l'apparence de phénomènes fonctionnels à mécanisme biologique complexe et mal connu. Ces phénomènes ne sauraient donc traduire mathématiquement l'état anatomique et la valeur potentielle des organes en cause, et encore moins nous renseigner sur les autres résistances organiques. C'est le cas de la constante et des éliminations provoquées.

Le rein du vieillard et celui du jeune homme bien portants, malgré la différence énorme de l'état et du potentiel organique, pourront donner un rendement fonctionnel apparent identique au moment de l'examen. L'exploration séparée des reins par le cathétérisme des urétères n'est pas toujours praticable, elle a ses erreurs et ses risques. Mais seule elle indique le côté malade et souvent la nature de la lésion, et surtout la valeur respective de chaque rein. C'est donc la méthode de choix incomparable jusqu'ici.

Avant de pratiquer une néphrectomie, la recherche de toutes les garanties possibles s'impose suivant les cas cliniques, telle ou telle méthode sera possible, ou non, concluante ou douteuse. A nous de choisir et de contrôler.

Dans l'emploi des méthodes, nous irons des plus simples, des moins dangereuses, des moins douloureuses à celles dont l'application réclame une expérience plus grande et comporte des risques et des souffrances pour le malade. A ce titre après la radiographie complète des voies urinaires systématiquement indiquée comme l'analyse de l'urine, la recherche de l'azotémie et de la constante s'impose d'emblée chez tous les urinaires rénaux ou soupçonnés de l'être. Mais il est entendu que systématiquement encore la notion fonctionnelle relative ainsi acquise sera complétée et soumise au contrôle du cathétérisme des urétères et

de la séparation des urines, à moins de contre-indications ou d'impossibilité. L'élimination du bleu et de la P. S. P. est toujours excellente à
ajouter aux autres recherches.

Enfin, la lombotomie exploratrice rigoureusement bilatérale mérite
toute notre attention lorsque la séparation des urines est impraticable
ou douteuse dans ses résultats. Bien que le rein extériorisé et même fendu
ne livre pas tous ses secrets de valeur ou de déficience organique, ce
moyen reste extrêmement précieux. Rares seront nos déceptions si nous
savons et si nous voulons demander aux admirables méthodes d'Achard,
d'Albarran, de Widal et d'Ambard, tout ce qu'elles peuvent nous donner.

Marseille. — Imprimerie du *Sémaphore*, BARLATIER, rue Venture, 17-19.

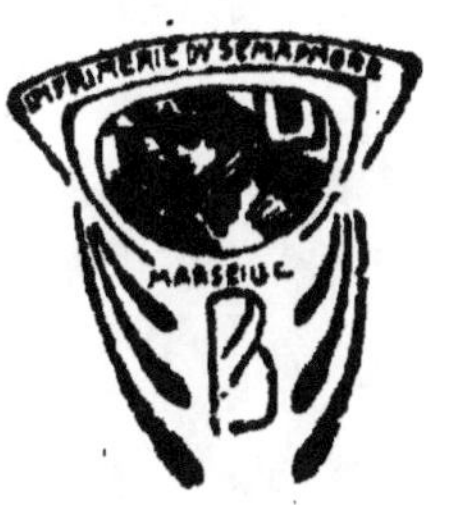

Imprimerie
du "Sémaphore"
Barlatier
17-19, rue Ven
Marseille

www.ingramcontent.com/pod-product-compliance
Lightning Source LLC
LaVergne TN
LVHW010823180726
843502LV00009B/3508